Vegetarisches Air Fryer Kochbuch

Ein Komplettes Kochbuch Mit Leckeren Und Einfachen Rezepten Zum Frittieren, Backen Und Braten Für Anfänger Und Fortgeschrittene Mit Kleinem Budget

Becky Long - Barbel Kortig

Impressum:

den Inhalt dieses Buches ändern, verteilen, verkaufen, verwenden, zitieren oder paraphrasieren.

Haftungsausschluss:

Bitte beachten Sie, dass die in diesem Dokument enthaltenen Informationen nur zu Bildungs- und Unterhaltungszwecken dienen. Alle Anstrengungen wurden unternommen, um genaue, aktuelle und zuverlässige, vollständige Informationen zu präsentieren. Es werden keine Garantien jeglicher Art erklärt oder impliziert. Die Leser erkennen an, dass der Autor keine rechtliche, finanzielle, medizinische oder professionelle Beratung leistet. Der Inhalt dieses Buches stammt aus verschiedenen Quellen. Bitte konsultieren Sie einen lizenzierten Fachmann, bevor Sie die in diesem Buch beschriebenen Techniken versuchen.

Durch das Lesen dieses Dokuments stimmt der Leser zu, dass der Autor unter keinen Umständen für direkte oder indirekte Verluste verantwortlich ist, die durch die Verwendung der in diesem Dokument enthaltenen Informationen entstehen, einschließlich, aber nicht beschränkt auf Fehler, Auslassungen oder Ungenauigkeiten.

Inhaltsverzeichnis

Einleitung

Herzlichen Glückwunsch zum Kauf Ihres Exemplars von *Vegetarisches Air Fryer Kochbuch: Ein Komplettes Kochbuch Mit Leckeren Und Einfachen Rezepten Zum Frittieren, Backen Und Braten Für Anfänger Und Fortgeschrittene Mit Kleinem Budget,* und vielen Dank dafür.

Ichbinfroh, dass Sie sich entschieden haben, diese Gelegenheit zu nutzen, um die Air Fryer Diät in Ihrem Leben willkommen zu heißen. Ich bin mir sicher, dass dieses Buch Ihnen helfen wird, alle Informationen und Werkzeuge zu finden, die Sie benötigen, um den Air Fryer-Diätplan besser in Ihre Gewohnheiten zu integrieren.

Außerdem dachte ich, ich würde mit Ihnen einige köstliche Ideen und Rezepte für jeden Geschmack und für das Beste Ihrer Kohlenhydratdiät teilen, die Sie hoffentlich zu schätzen wissen.

Sie werden Hunderte von einfach zu realisierenden Ideen finden, die am besten zu Ihrer Situation oder Ihren Bedürfnissen im Momentpassen, mit all der Zubereitungszeit, der Menge der Portionen und der Liste aller Nährwerte, die Sie benötigen.

Rezepte

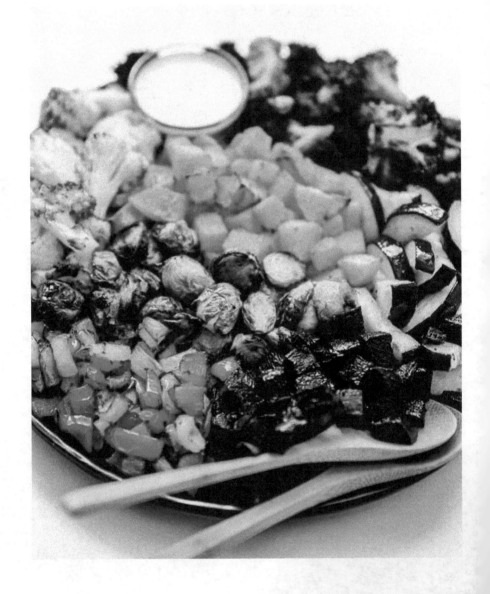

Baby Kartoffeln Mix

Zubereitungszeit: 10 Minuten Kochzeit: 20 Minuten Portionen:

4

Zutaten

•1 Pfund Babykartoffeln, geschält und halbiert 1 Tasse grüne

Bohnen, beschnitten und halbiert

•Tasse Mais

•Esslöffel Avocadoöl Saft von 1 Limette

•Salz und schwarzer Pfeffer nach Geschmack 3

Knoblauchzehen, gehackt

•1/2 Teelöffel Rosmarin, getrocknet 1 Teelöffel

Kurkumapulver 1 Esslöffel Dill, gehackt

Wegbeschreibungen

1.In die Pfanne der Fritteuse, mischen Sie die Kartoffeln mit

den grünen Bohnen und den anderen Zutaten, werfen Und

kochen Sie bei 400 Grad F für 20 Minuten.

2.Teilen Sie zwischen den Tellern und servieren Sie.

ERNÄHRUNG: Kalorien 171, Fett 5, Ballaststoffe 6,

Kohlenhydrate

15, Protein 8

Kohlsalat

Zubereitungszeit: 10 Minuten Kochzeit: 15 Minuten Portionen:

4

Zutaten

•1 Pfund Rotkohl, zerkleinert 1 rote Zwiebel, in Scheiben

geschnitten

•1 Tasse Karotten, geschält und zerkleinert Saft von 1 Limette

•Esslöffel Olivenöl

•1/4 Teelöffel süßer Paprika

•Salz und schwarzer Pfeffer nach Geschmack 1 Esslöffel Dill,

gehackt

Wegbeschreibungen

1.In eine Pfanne, die zu Ihrer Fritteuse passt, mischen Sie den Kohl mit der Zwiebel und den anderen Zutaten, werfen Sie die Pfanne in die Fritteuse und kochen Sie bei 400 Grad F für 15 Minuten.

2.In Schüsseln teilen und servieren. ERNÄHRUNG: Kalorien 154, Fett 4, Ballaststoffe 4, Kohlenhydrate 12, Eiweiß 5

Kohl-Granatapfel-Mix

Zubereitungszeit: 10 Minuten Kochzeit: 12 Minuten Portionen:

4

Zutaten

• 1 Pfund Grünkohl, zerkleinert

• 1/4 Tasse Butter, geschmolzen

• 1 Tasse Granatapfelkerne

• 1 Esslöffel Schnittlauch, gehackt

• Eine Prise Salz und schwarzer Pfeffer 1 Esslöffel süßer

Paprika

• 1 Esslöffel Dill, gehackt

Wegbeschreibungen

1. In eine Pfanne, die zu Ihrer Luftfritteuse passt, mischen Sie

den Kohl mit der Butter und den anderen Zutaten, werfen Sie

die Pfanne in die Fritteuse und kochen Sie bei 380 Grad F für

12 Minuten.

2. Alles in Schüsseln teilen und servieren. ERNÄHRUNG:

Kalorien 181, Fett 4, Ballaststoffe 6, Kohlenhydrate

15, Protein 5

Grünkohl Salat

Zubereitungszeit: 4 Minuten Kochzeit: 15 Minuten Portionen:

4

Zutaten

•1 Pfund Baby Grünkohl 1 Tasse Mais

•1 Tasse Kirschtomaten, halbiert 1 Esslöffel Olivenöl

•Saft von 1 Limette

•Salz und schwarzer Pfeffer nach Geschmack

•1/2 Tasse Frühlingszwiebeln, gehackt

Wegbeschreibungen

1.In eine Pfanne, die zu Ihrer Fritteuse passt, mischen Sie den

Grünkohl mit dem Mais und den anderen Zutaten, werfen Sie

die Pfanne in die Fritteuse und kochen Sie bei 350 Grad F für

15 Minuten.

2.Den Salat in Schüsseln teilen und servieren. ERNÄHRUNG:

Kalorien 151, Fett 4, Ballaststoffe 5, Kohlenhydrate

15, Protein 6

Gegrillte Kartoffelpakete

Portionen: 3

Kochzeit: 40 Minuten

Zutaten

•2 große rote Kartoffeln, geschält und in Scheiben geschnitten

2 mittelgroße rote Süßkartoffeln, in Scheiben geschnitten

•1 Zwiebel, in Scheiben geschnitten

•2 Esslöffel Olivenöl

•1 1/2 Teelöffel Gewürzmischung Salz und Pfeffer nach

Geschmack

Wegbeschreibungen

1Heizen Sie die Luftfritteuse bei 3500F vor.

2 Legen Sie das Zubehör der Grillpfanne in die Luftfritteuse.

3Nehmen Sie ein großes Stück Folie und legen Sie alle Zutaten in die Mitte.

4Give gut umrühren. Falten Sie die Folie und crimpen Sie die Kanten.

5Legen Sie die Folie auf die Grillpfanne. 40 Minuten kochen lassen.

ERNÄHRUNG: Kalorien: 362; Kohlenhydrate: 68.4g; Eiweiß: 6,3g; Fett: 9.4g

Gegrillte süße Zwiebeln

Portionen: 2

Kochzeit: 30 Minuten

Zutaten

• 2 große süße Zwiebeln, in Scheiben geschnitten

• 1/2 Tasse Ranch Salatdressing

• 2 Esslöffel Worcestershire Sauce 1 Teelöffel Salat gewürzt

Wegbeschreibungen

1Heizen Sie die Luftfritteuse bei 3500F vor.

2 Legen Sie das Zubehör der Grillpfanne in die Luft

brathühnchen.

3Alle Zutaten in eine Rührschüssel geben und gut umrühren.

4Ermögen Sie die Zwiebeln mindestens 30 Minuten im

Kühlschrank marinieren.

5Auf die Grillpfanne geben und 30 Minuten kochen lassen.

ERNÄHRUNG: Kalorien:342; Kohlenhydrate: 20.8g; Eiweiß:

2,5g; Fett: 4g

Geröstetes Dill-Kartoffel-Medley

Portionen: 3

Kochzeit: 30 Minuten

Zutaten

• 3 Yukon Goldkartoffeln, geschrubbt und in 1-Zoll-Stücke geschnitten

• 1 1/2 Tassen geschälte Babykarotten, geschält und in Scheiben geschnitten

• 1 Tasse gefrorene Perlenkwiebeln, geschält und in Scheiben geschnitten 4 Esslöffel Olivenöl

• 2 Esslöffel geschnippelter frischer Dill, gehackt 1 Teelöffel Salz

• 1/2 Teelöffel schwarzer Pfeffer 1 Zitrone, entsaftet

Wegbeschreibungen

1 Heizen Sie die Luftfritteuse bei 3500F vor.

2 Legen Sie das Zubehör der Grillpfanne in die Luftfritteuse.

3 Würge das Gemüse mit den restlichen Zutaten.

4 Auf die Grillpfanne legen und 30 Minuten kochen lassen.

5Seien Sie darauf, das Gemüse alle 5 Minuten zu schütteln, um gleichmäßig zu kochen.

ERNÄHRUNG: Kalorien: 480; Kohlenhydrate: 72.4g; Eiweiß: 8,7g; Fett: 19.1g

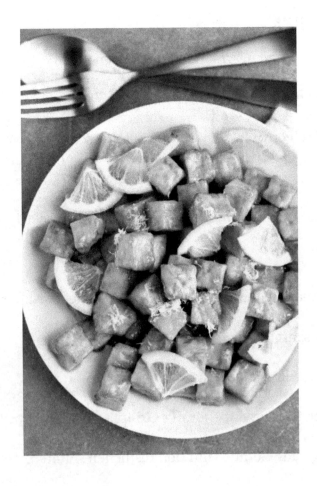

Gegrillter Kürbis

Portionen: 3

Kochzeit: 20 Minuten

Zutaten

• 3 Zucchinis, in Viertel geschnitten

• 1 Zwiebel, in Scheiben geschnitten

• Unzen frische Pilze, Stängel entfernt und in Scheiben geschnitten

• 1 Esslöffel Öl

• Salz und Pfeffer nach Geschmack

• 1/2 Tasse italienisches Salatdressing

Wegbeschreibungen

• Die Fritteuse bei 3500F vorheizen.

• Legen Sie das Zubehör der Grillpfanne in die Luftfritteuse.

• Zucchini, Zwiebeln und Champignons mit Öl, Salz und Pfeffer würzen.

• Auf die Grillpfanne geben und 20 Minuten kochen lassen.

• Mit italienischem Salatdressing servieren. ERNÄHRUNG:

Kalorien: 367; Kohlenhydrate: 63.7g; Eiweiß:8,1 g; Fett: 13.6g

Krabben-Dip

Zubereitungszeit: 5 Minuten Kochzeit: 20 Minuten

Portionen: 4

Zutaten

• 1 Tasse Frischkäse, weiches 1 Tasse Krabbenfleisch

• 1 Esslöffel Zitronensaft

• 1 Bund grüne Zwiebeln, gehackt

• 1/2 Teelöffel Kurkumapulver

• Eine Prise Salz und schwarzer Pfeffer 1 Esslöffel

Schnittlauch, gehackt

Wegbeschreibungen

• In der Pfanne der Fritteuse den Frischkäse mit dem

Krabbenfleisch und den anderen Zutaten mischen, die Pfanne

in die Maschine einführen und 20 Minuten bei 380 Grad F

kochen.

•Die Mischung in Schüsseln teilen und als Party-Dip dienen.

ERNÄHRUNG: Kalorien 240, Fett 8, Ballaststoffe 2,

Kohlenhydrate 4,

Eiweiß 14

Reisspaghetti mit Gemüse

Zubereitungszeit: 10 – 20 Minuten

Kochzeit: 15 – 30 Minuten

Portionen: 4

Zutaten

•100 g Sellerie

•150 g Karotten

•150g Grünkohl

•2 Frühlingszwiebeln

•2 EL Sojasauce

- 100 g Bohnensprossen

- 200 g Reisspaghetti

Wegbeschreibungen

1. Sprühen Sie den Korb der Luftfritteuse. Schneiden Sie das gesamte Gemüse in Julienne und legen Sie Sellerie, Schnittlauch und Karotten in den Korb.

2. Stellen Sie die Luftfritteuse auf 1500C ein. 10 Minuten kochen lassen.

3. Fügen Sie die Sprossen und Sojasauce hinzu und kochen Sie weitere 10 Minuten.

4. In der Zwischenzeit die Reisspaghetti in Salzwasser kochen und mit der zuvor zubereiteten Sauce kochen und servieren.

ERNÄHRUNG: Kalorien 235,0 Fett 10,9 G

Kohlenhydrate 34,7 g Zucker 6,4 g Eiweiß13,9 g Cholesterin 0,5 mg

Strapatsada

Zubereitungszeit: 10-20 Minuten Kochzeit: 15-30 Minuten

Portionen: 4

Zutaten

• 1/2 Zwiebel

• 1 rote Paprika

• 100g Pilze

• 300 g Tomaten

• 6 Eier

• Feines Salz nach Geschmack

• Schwarzer Pfeffer nach Geschmack

Wegbeschreibungen

1. Die Pilze (gewaschen) und Zwiebeln in Julienne schneiden.

2. Verteilen Sie alles im Tank mit dem Öl.

3. Stellen Sie die Temperatur auf 1800C ein und kochen Sie für 12 Minuten.

4. Fügen Sie die Tomaten (hautlos) in Stücke geschnitten, salzen und kochen Sie für weitere 8 Minuten.

5.Entfernen Sie die Kelle (achten Sie darauf, dass es heiß ist!)

Und verteilen Sie das Gemüse am Korb.

6.In einer Schüssel, die Eier mit Salz und Pfeffer schlagen und

das ganze Gemüse übergießen. Weitere 7 bis 8 Minuten

kochen.

ERNÄHRUNG: Kalorien 380 Kohlenhydrate Fett 30g Zucker

6g Protein 19g Cholesterin 370g

Chicorée Strudel

Zubereitungszeit: 10-20 Minuten Kochzeit: 30-45 Minuten

Portionen: 6

Zutaten

• 1 Blätterteig

• Rote Chicorée

• 100 g Stravecchio

• 100 g Kuhmozzarella

• 3 Scheiben italienisches gefülltes Ferkel

Wegbeschreibungen

1. Den Blätterteig ausrollen, mit einer Schicht Käsespäne bedecken, die Stücke rohen Chicorée und gewürfelten Mozzarella hinzufügen.

2. Bedecken Sie das Ganze mit Scheiben gefülltem Ferkel und schließen Sie den Blätterteig, um einen Pfahl zu bilden.

3. Legen Sie das Futter auf das Backpapier im Korb.

4. Stellen Sie die Temperatur auf 1600C ein und kochen Sie für 35 Minuten.

5.Sehr gut mit Käsesauce.

ERNÄHRUNG: Kalorien 210 Kohlenhydrate 30g Fett 5g

Zucker 10g Protein 9g Cholesterin 0mg

Mini-Paprika mit Ziegenkäse

Zubereitungszeit: 10 Minuten

Kochzeit: 8 Minuten Portionen: 4

Zutaten

•8 Mini-Paprika

•1/2 EL Olivenöl

•1/2 EL getrocknete italienische Kräuter

•1 TL frisch gemahlener schwarzer Pfeffer

•100 g Ziegenweichkäse in acht Portionen

Wegbeschreibungen

1.Die Fritteuse auf 200 °C vorheizen.

2.Schneiden Sie die Oberseite der Mini-Paprika und entfernen

Sie die Samen und die Membran.

3.Mischen Sie das Olivenöl in einer tiefen Schüssel mit den
italienischen Kräutern und Pfeffer. Gießen Sie die Portionen
Ziegenkäse in das Öl.

4.Drücken Sie eine Portion Ziegenkäse gegen jeden Mini-
Pfeffer und legen Sie die Mini-Paprika in den Korb
nebeneinander. Legen Sie den Korb in die Luftfritteuse und
stellen Sie den Timer auf 8 Minuten ein. Backen Sie die Mini-
Paprika, bis der Käse geschmolzen ist.

5.Servieren Sie Mini-Paprika in kleinen Gerichten wie Snacks
oder Snacks.

ERNÄHRUNG: Kalorien 17 Fett 1g Kohlenhydrate 1g Zucker
1g Protein 0g Cholesterin 60mg

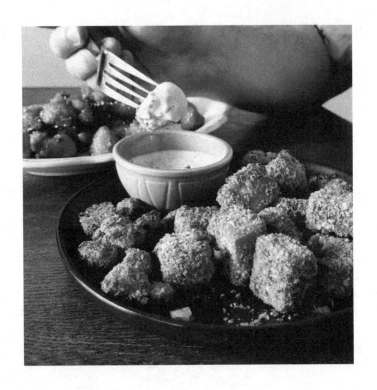

Zitronige grüne Bohnen

Kochzeit: 12 Minuten Portionen: 4

Zutaten

• 1 Pfund grüne Bohnen gewaschen und entrappt

• Meersalz und schwarzer Pfeffer nach Geschmack

• 1 Zitrone

• 1/4 Teelöffel natives Olivenöl extra

Wegbeschreibungen

1. Heizen Sie Ihre Fritteuse auf 400 ° Fahrenheit vor. Legen Sie die grünen Bohnen in den Fritteusekorb. Zitrone über Bohnen drücken und mit Salz und Pfeffer würzen. Zutaten mit Öl abdecken und gut hinlegen. Grüne Bohnen 12 Minuten kochen und servieren!

ERNÄHRUNG: Kalorien: 263, Gesamtfett: 9.2g, Kohlenhydrate: 8.6g, Eiweiß: 8.7g

Gerösteter Orangenblumenkohl

Kochzeit: 20 Minuten Portionen: 2

Zutaten

• 1 Kopf Blumenkohl

• 1/2 Zitrone, entsaftet

• 1/2 Esslöffel Olivenöl

• 1 Teelöffel Currypulver

• Meersalz und schwarzer Pfeffer nach Geschmack

Wegbeschreibungen

Bereiten Sie Ihren Blumenkohl vor, indem Sie die Blätter und den Kern waschen und entfernen. Schneiden Sie es in Röschen vergleichbarer Größe. Fetten Sie Ihre Fritteuse mit Öl ein und erwärmen Sie sie für 2 Minuten bei 390 ° Fahrenheit. Frischen Zitronensaft und Currypulver vermischen, die Blumenkohlröschen dazugeben und umrühren. Salz und Pfeffer als Gewürz verwenden und erneut umrühren. 20 Minuten kochen und warm servieren.

Auberginen Parmesan Panini

Kochzeit: 25 Minuten Portionen: 2

Zutaten

- 1 mittelgroße Aubergine, in 1/2 Zoll Scheiben geschnitten

- 1/2 Tasse Mayonnaise

- 2 Esslöffel Milch

- Schwarzer Pfeffer nach Geschmack

- 1/2 Teelöffel Knoblauchpulver

- 1/2 Teelöffel Zwiebelpulver

- 1 Esslöffel getrocknete Petersilie

- 1/2 Teelöffel italienische Würpe

- 1/2 Tasse Paniermehl

- Meersalz nach Geschmack

- Frisches Basilikum, zum Garnieren gehackt

- 3/4 Tasse Tomatensauce

- 2 Esslöffel Parmesan, geriebener Käse

- 2 Tassen geriebener Mozzarella-Käse

- 2 Esslöffel Olivenöl

• 4 Scheiben handwerkliches italienisches Brot

• Kochspray

Wegbeschreibungen

1.Bedecken Sie beide Seiten der Aubergine mit Salz. Legen Sie

sie zwischen Blätter Papiertücher. Für 30 Minuten beiseite

stellen, um überschüssige Feuchtigkeit loszuwerden. In einer

Rührschüssel italienische Gewürze, Paniermehl, Petersilie,

Zwiebelpulver, Knoblauchpulver vermischen und mit Salz

und Pfeffer würzen. In einer weiteren kleinen Schüssel

Mayonnaise und Milch glatt rühren.

2.Heizen Sie Ihre Fritteuse auf 400 ° Fahrenheit vor. Entfernen

Sie das überschüssige Salz aus Auberginenscheiben. Beide

Seiten der Aubergine mit Mayonnaise-Mischung bedecken.

Drücken Sie die Auberginenscheiben in die

Paniermehlmischung. gebrauchen

Kochspray auf beiden Seiten von Auberginenscheiben.

Scheiben in Chargen 15 Minuten an der Luft braten und nach

halbem Weg umdrehen. Jede Brotscheibe muss mit Olivenöl

eingefettet werden. Legen Sie zwei Scheiben Brot mit geölten

Seiten nach unten auf ein Schneidebrett. Mozzarella und

geriebenen Parmesan schichten. Auberginen auf Käse legen.

Mit Tomatensauce bedecken und restlichen Mozzarella und

Parmesan hinzufügen. Mit gehacktem frischem Basilikum

garnieren. Legen Sie die zweite Scheibe Brot geölte Seite oben

darauf. Nehmen Sie die vorgewärmte Panini-Presse und legen

Sie Sandwiches darauf. Schließen Sie den Deckel und kochen

Sie für 10 Minuten. Panini in zwei Hälften schneiden und

servieren.

ERNÄHRUNG: Kalorien: 267, Gesamtfett: 11.3g,

Kohlenhydrate: 8.7g, Protein: 8.5g

Tawa Gemüse

Kochzeit: 25 Minuten Portionen: 4

Zutaten

•1/4 Tasse Okra

•2 Teelöffel Garam Masala 1 Teelöffel rotes Chilipulver 1

Teelöffel Amchurpulver

•1/4 Tasse Tarowurzel

•1/4 Tasse Kartoffel

•1/4 Tasse Auberginen Salz nach Geschmack

•Olivenöl zum Bürsten

Wegbeschreibungen

1.Kartoffeln und Tarowurzel in Pommes schneiden und 10

Minuten in Salzwasser einweichen.

2.Okra und Auberginen in vier Stücke schneiden. Kartoffeln

und Tarowurzel abspülen und trocken tupfen.

3.Fügen Sie die Gewürze zu Kartoffeln, Tarowurzeln, Okra

und Auberginen hinzu.

4.Bürsten Sie die Pfanne mit Öl und erhitzen Sie sie auf 390 °

Fahrenheit und kochen Sie für 10 Minuten.

5.Senken Sie die Hitze auf 355 ° Fahrenheit und kochen Sie für

weitere 15 Minuten.

ERNÄHRUNG: Kalorien: 264, Gesamtfett: 11.3g,

Kohlenhydrate: 10.4g, Protein: 8.7g

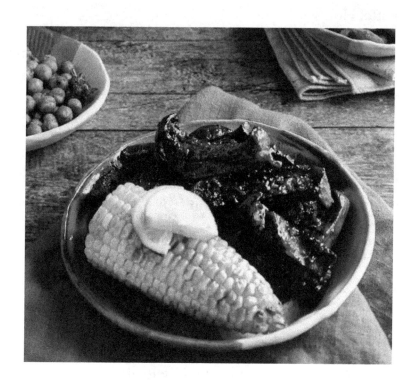

Mediterrane Veggie-Mischung

Kochzeit: 20 Minuten Portionen: 4

Zutaten

• 1 große Zucchini, in Scheiben geschnitten 1 grüner Pfeffer,

Geschnitten

• große Pastinake, geschält und gewürfelt Salz und schwarzer

Pfeffer nach Geschmack

• Esslöffel Honig

• 2 Knoblauchzehen, zerkleinert 1 Teelöffel gemischte Kräuter

1 Teelöffel Senf

• 6 Esslöffel Olivenöl, aufgeteilt in 4 Kirschtomaten

• 1 mittlere Karotte, geschält und gewürfelt

Wegbeschreibungen

1.Fügen Sie die Zucchini, den grünen Pfeffer, die Pastinake,

die Kirschtomaten und die Karotte auf den Boden der

Fritteuse hinzu.

2.Decken Sie die Zutaten mit 3 Esslöffeln ab

Ölen und die Zeit auf 15 Minuten einstellen. Kochen Sie bei

360 ° Fahrenheit.

3.Bereiten Sie Ihre Marinade vor, indem Sie die restlichen

Zutaten in einer fritteusesicheren Auflaufform kombinieren.

4.Marinade und Gemüse in der Auflaufform vermischen und

gut umrühren. Mit Salz und Pfeffer bestreuen.

5.Kochen Sie es bei 390 ° Fahrenheit für 5 Minuten.

ERNÄHRUNG: Kalorien: 262, Gesamtfett: 11.3g,

Kohlenhydrate: 9.5g, Eiweiß: 7.4g

Luftgebratene Süßkartoffelbisse

Kochzeit: 15 Minuten Portionen: 2

Zutaten

• 2 Süßkartoffeln, gewürfelt

• 1/2 Tasse Petersilie, gehackt 2 Esslöffel Honig

• 2 Esslöffel Olivenöl 2 Teelöffel Zimt

• 1 Teelöffel rote Chiliflocken

Wegbeschreibungen

1.Heizen Sie Ihre Fritteuse auf 350 ° Fahrenheit vor.

2.Fügen Sie alle Zutaten in eine große Rührschüssel und geben

Sie sie gut.

3.Legen Sie die Süßkartoffelmischung in den Fritteusekorb.

4.Kochen Sie in vorgewärmter Fritteuse für 15 Minuten.

Luftgebratene Kartoffel Au Gratin

Kochzeit: 15 Minuten Portionen: 4

Zutaten

• 1/4 Tasse Milch

• 3 Esslöffel Cheddar-Käse, gerieben 3 Kartoffeln, geschält und

in Scheiben geschnitten

• 1/4 Teelöffel Muskatnuss

• 1/4 Teelöffel Pfeffer

• 1/4 Teelöffel Salz

• 1/4 Tasse Kokoscreme

Wegbeschreibungen

1.Vorwärmen Luftfritteuse auf 400 ° Fahrenheit.

2.Die Sahne und milch in eine Schüssel geben und mit Salz,

Pfeffer und Muskatnuss würzen. Kartoffelscheiben in Milch-

Sahne-Mischung beschichten.

3.Die Kartoffelscheiben in einer ofensicheren Schüssel

anrichten und restliche Sahne darüber gießen

Kartoffelscheiben.

4.Die Oberseite mit geriebenem Käse bestreuen.

5.In den Fritteusenkorb legen und 15 Minuten kochen lassen.

Gebratene Ofenkartoffeln

Kochzeit: 20 Minuten Portionen: 4

Zutaten

•4 Kartoffeln

•Salz und Pfeffer nach Geschmack Olivenöl nach Bedarf

Wegbeschreibungen

1.Kartoffeln schälen und dann in zwei Hälften schneiden.

vorheizen

2.Ihre Luftfritteuse auf 355 ° Fahrenheit.

3.Kartoffeln vorsichtig mit Öl bürsten und dann in einer

vorgewärmten Fritteuse 10 Minuten kochen.

4.Erneut mit Öl bürsten und weitere 10 Minuten kochen

lassen.

ERNÄHRUNG: Kalorien: 247, Gesamtfett: 11.3g,

Kohlenhydrate: 9.3g, Eiweiß: 9.2g

Kürbiskern-Schwarzbrot

Kochzeit: 28 Minuten Portionen: 4

Zutaten

•8 Unzen Mandelmehl 1 Unze

flüssiges Stevia 1 Ei

•2 Esslöffel Butter

•1/2 Tasse Kürbiskerne

Wegbeschreibungen

1.Mischen Sie alle Zutaten in einer Schüssel, außer der Butter

und dem Ei.

2.Mischen Sie weiter mit den Händen. Butter dazugeben und

mischung durchkneten.

3.Lassen Sie den Brotteig ruhen, halten Sie ihn bedeckt und

warm für ca. 2 Stunden oder bis er sich verdoppelt.

4. Sobald dies geschieht, teilen Sie den Teig in kleine Kugeln

von jeweils etwa 1 Unze und legen Sie ihn in ein Backpapier.

5.Top mit Kürbiskernen. Bürsten Sie die Kugeln mit dem Ei

und lassen Sie den Teig 40 Minuten ruhen.

6.Legen Sie die Teigkugeln in ein Backblech und legen Sie sie

für 20 Minuten in die Luftfritteuse bei 330 ° Fahrenheit oder

bis sie braun und gekocht sind.

ERNÄHRUNG: Kalorien: 262, Gesamtfett: 9.2g,

Kohlenhydrate: 8.3g, Eiweiß: 6.2g

Frühstück rüben & Feta Salat

Kochzeit: 65 Minuten Portionen: 4

Zutaten

•3/4 Tasse zerbröckelter Feta-Käse 2 Tassen gemischter

Babyspinat

•1/2 Teelöffel Thymianblätter, gehackt

•1 Teelöffel Majoran, frisch, gehackt 1 Teelöffel Petersilie,

frisch, gehackt

•1/2 Esslöffel flüssiges Stevia

•1 1/2 Teelöffel Dijon-Senf 2 Knoblauchzehen

•1/4 Tasse rote Zwiebel, gehackt

•3 Esslöffel Rotweinessig Salz und Pfeffer nach Geschmack

•2 Esslöffel Olivenöl

•7 große Rüben, Stängel beschnittene Pistazien zum

Garnieren

Wegbeschreibungen

1.Heizen Sie Ihre Fritteuse auf 390 ° Fahrenheit vor. Die Rüben

waschen und trocknen.

2.Legen Sie Rüben auf ein Stück Aluminiumfolie und fügen Sie sie zu einem Backblech hinzu.

3.Mit Öl beträufeln und 20 Minuten im Ofen backen. Mit Salz und Pfeffer würzen.

4.Rüben in die Fritteuse geben und weitere 45 Minuten kochen lassen.

5.Nehmen Sie sie aus der Luftfritteuse und stellen Sie sie in den Kühlschrank. Zwiebel in einer Rührschüssel vermischen,

6. Knoblauch, Stevia und Senf. Diese Zutaten verquirlen, bis sie gut vermischt sind.

7.Die Kräuter unterrühren und mit Salz und Pfeffer würzen.

8.Wenn die Rüben gekühlt sind, schneiden Sie sie in halbe Zoll Scheiben.

9.Mit Salat und Pistazien garnieren. ERNÄHRUNG: Kalorien: 256, Gesamtfett: 8.5g, Kohlenhydrate: 6.3g, Eiweiß: 6.7g

Luftfritteuse Spargel

Kochzeit: 10 Minuten Portionen: 4

Zutaten

10 Spargelstangen, holzige Enden abgehackt Salz und Pfeffer

nach Geschmack 1 Knoblauchzehe, gehackt

4 Esslöffel Olivenöl

Wegbeschreibungen

1.Vorheizen Luftfritteuse auf 400 ° Fahrenheit für 5 Minuten.

2.Knoblauch und Öl in einer Schüssel vermischen.

3.Den Spargel mit Ölmischung beschichten und in den

Fritteusekorb legen.

4.Spargel mit Salz und Pfeffer würzen und 10 Minuten kochen

lassen.

Knoblauch Karotten und Spinat Salat

Zubereitungszeit: 10 Minuten Kochzeit: 15 Minuten Portionen:

4

Zutaten

•1 Pfund Babykarotten, geschält und in Scheiben geschnitten

1 Tasse Babyspinat

•1 Tasse Mais

•Saft von 1/2 Zitrone

•1 Esslöffel Olivenöl 6 Knoblauchzehen, gehackt

•1 Esslöffel Balsamico-Essig Salz und schwarzer Pfeffer nach

Geschmack

Wegbeschreibungen

1.In die Pfanne der Fritteuse, die Karotten mit dem Spinat und

den anderen Zutaten mischen, werfen und bei 380 Grad F für

15 Minuten kochen.

2.In Schüsseln teilen und servieren.

Sprossen und Granatapfel Mix

Zubereitungszeit: 5 Minuten Kochzeit: 10 Minuten Portionen:

4

Zutaten

• 1 Pfund Rosenkohl, beschnitten und halbiert

• 1 Tasse Granatapfelkerne 1 Tasse Babyspinat

• Esslöffel Avocadoöl

• Esslöffel Balsamico-Essig 1 Teelöffel Chilipulver

• Salz und schwarzer Pfeffer nach Geschmack

Wegbeschreibungen

1.In die Pfanne der Luftfritteuse, mischen Sie die Sprossen mit

den Granatapfelkernen und den anderen Zutaten, werfen und

kochen Sie bei 380 Grad F für 10 Minuten.

2.In Schüsseln teilen und servieren. ERNÄHRUNG: Kalorien

141, Fett 3, Ballaststoffe 4, Kohlenhydrate

11, Protein 4

Blumenkohl-Granatapfel-Mix

Zubereitungszeit: 6 Minuten Kochzeit: 12 Minuten Portionen:

4

•1 Pfund Blumenkohlröschen 1 Tasse Granatapfelkerne 1

Esslöffel Limettensaft

•1 Esslöffel Orangensaft 1 Esslöffel Olivenöl

•Salz und schwarzer Pfeffer nach Geschmack 2 Esslöffel

Schnittlauch, gehackt

Wegbeschreibungen

1.In die Pfanne Ihrer Fritteuse, mischen Sie den Blumenkohl

mit den Granatapfelkernen und den anderen Zutaten, werfen

Sie ihn und kochen Sie bei 400 Grad F für 12 Minuten.

2.In Schüsseln teilen und servieren. ERNÄHRUNG: Kalorien

200, Fett 7, Ballaststoffe 5, Kohlenhydrate

17, Protein 7

Kartoffelsalat

Zubereitungszeit: 4 Minuten Kochzeit: 25 Minuten Portionen:

4

Zutaten

• 1 Pfund Süßkartoffeln, geschält und in Keile geschnitten

• 1 Tasse Babyspinat

• 1 Tasse Kirschtomaten, halbiert

• 1 Tasse schwarze Oliven, entsteint und halbiert 1 Esslöffel

Olivenöl

• 1 Teelöffel heißer Paprika 1 Esslöffel Limettensaft

• Salz und schwarzer Pfeffer nach Geschmack

Wegbeschreibungen

1.In Ihre Fritteuse, die Kartoffeln mit dem Spinat und den

anderen Zutaten kombinieren, werfen und bei 400 Grad F für

25 Minuten kochen.

2.In Schüsseln teilen und heiß servieren. ERNÄHRUNG:

Kalorien 151, Fett 4, Ballaststoffe 7, Kohlenhydrate

12, Protein 6

Frühlingszwiebeln und Pasta

Zubereitungszeit: 10 Minuten Kochzeit: 15 Minuten

Portionen: 4

Zutaten

• 2 Esslöffel Butter, geschmolzen 2 Tassen kleine Nudeln

• 1/2 Tasse Frühlingszwiebeln, gehackt 1 Tasse schwere Sahne

• 1 Tasse Hühnerbrühe

• Salz und schwarzer Pfeffer nach Geschmack 1 Esslöffel

Parmesan, gerieben

• 1 Esslöffel Schnittlauch, gehackt

Wegbeschreibungen

1.Fetten Sie eine Auflaufform, die zu Ihrer Fritteuse passt, mit

der Butter, kombinieren Sie alle Zutaten im Inneren, führen

Sie das Gericht in die Fritteuse ein und kochen Sie bei 390

Grad F für 15 Minuten.

2.Teilen Sie alles zwischen Tellern auf und servieren Sie.

ERNÄHRUNG: Kalorien 151, Fett 6, Ballaststoffe 5,

Kohlenhydrate

12, Protein 4

Senfgrün und Spinat

Zubereitungszeit: 10 Minuten Kochzeit: 12 Minuten Portionen:

4

Zutaten

•1 Pfund Senfgrün, zerrissen

•1/2 Pfund Spinat, zerrissen

•1 Tasse Kirschtomaten, halbiert

•1 Tasse schwarze Oliven, entsteint und halbiert 1 Teelöffel

süßer Paprika

•Ein Spritzer Olivenöl

•Salz und schwarzer Pfeffer nach Geschmack

•1/2 Tasse Gemüsebrühe

Wegbeschreibungen

1.In eine Pfanne, die zu Ihrer Fritteuse passt, mischen Sie das

Senfgrün mit dem Spinat und den anderen Zutaten, werfen

Sie die Pfanne in die Fritteuse und kochen Sie bei 300 Grad F

für 12 Minuten.

2.Teilen Sie alles zwischen Tellern auf und servieren Sie.

ERNÄHRUNG: Kalorien 161, Fett 4, Ballaststoffe 5,

Kohlenhydrate

14, Protein 3

Balsamico-Spinat

Zubereitungszeit: 10 Minuten Kochzeit: 12 Minuten

Portionen: 4

Zutaten

• 1 Pfund Spinat

• 2 Esslöffel Olivenöl

• 1/2 Tasse Hühnerbrühe

• 1 Teelöffel Koriander, gemahlen 1 Teelöffel Rosmarin,

getrocknet

•1 Tasse Kirschtomaten, halbiert Salz und schwarzer Pfeffer nach Geschmack 1 Esslöffel Balsamico-Essig

Wegbeschreibungen

1.In eine Pfanne, die zu Ihrer Fritteuse passt, mischen Sie den Spinat mit dem Öl und den anderen Zutaten, werfen Sie, führen Sie sie in die Fritteuse ein und kochen Sie bei 260 Grad F für 12 Minuten.

2.Alles in Schüsseln teilen und servieren. ERNÄHRUNG: Kalorien 151, Fett 2, Ballaststoffe 4, Kohlenhydrate 14, Protein 4

Endiven und Granatapfel Mix

Zubereitungszeit: 10 Minuten Kochzeit: 12 Minuten Portionen:

4

Zutaten

•4 Endiven, beschnitten und zerkleinert 1 Tasse

Granatapfelkerne

•1 Tasse Babyspinat

•Salz und schwarzer Pfeffer nach Geschmack

•1 Esslöffel Limettensaft 1 Esslöffel Olive

Öl

•1 Teelöffel Chilipulver

Wegbeschreibungen

1. In der Fritteuse die Endiven mit den Granatapfelkernen und

den anderen Zutaten mischen, werfen, bei 360 Grad F für 12

Minuten kochen, zwischen den Tellern teilen und servieren.

ERNÄHRUNG: Kalorien 100, Fett 3, Ballaststoffe 4,

Kohlenhydrate 8,

Eiweiß 4

Estragon Rosenkohl

Zubereitungszeit: 5 Minuten Kochzeit: 20 Minuten Portionen:

4

Zutaten

• 2 Pfund Rosenkohl, getrimmt und halbiert

• 1 Teelöffel Chilipulver

• 1 Teelöffel Kreuzkümmel, gemahlen

• 1 Esslöffel Estragon, gehackt 2 Esslöffel Avocadoöl

• 1 Teelöffel süßer Paprika

• Salz und schwarzer Pfeffer nach Geschmack 1 Esslöffel Dill,

gehackt

Wegbeschreibungen

1.In Korb der Fritteuse die Sprossen

2.mit dem Chilipulver und den anderen Zutaten werfen und

bei 360 Grad F für 20 Minuten kochen.

3.Teilen Sie zwischen tellern und servieren. ERNÄHRUNG:

Kalorien 214, Fett 5, Ballaststoffe 8, Kohlenhydrate

12, Eiweiß 5

Rosmarin Aubergine

Zubereitungszeit: 5 Minuten Kochzeit: 20 Minuten Portionen:

4

Zutaten

•2 Pfund Auberginen, grob gewürfelt 1 Esslöffel Rosmarin,

gehackter Saft von 1 Limette

•1 Esslöffel Olivenöl

•1 Teelöffel Kreuzkümmel, gemahlen

•Salz und schwarzer Pfeffer nach Geschmack 1 Esslöffel

Koriander, gehackt

Wegbeschreibungen

1.In die Fritteuse, die Auberginen mit dem Rosmarin und den

anderen Zutaten kombinieren, werfen und bei 360 Grad F für

20 Minuten kochen.

2.Teilen Sie die Mischung zwischen den Tellern auf und

servieren Sie. ERNÄHRUNG: Kalorien 182, Fett 6,

Ballaststoffe 3, Kohlenhydrate

11, Protein 5

Heißer Fenchel Mix

Zubereitungszeit: 5 Minuten Kochzeit: 20 Minuten

Portionen: 4

Zutaten

• 1 Fenchelzwiebeln, in Scheiben geschnitten

• 1 Teelöffel Kreuzkümmel, gemahlen 1 Esslöffel Avocadoöl 1

Esslöffel Orangensaft

• 1 Teelöffel geräucherter Paprika 1 Teelöffel

chilipulver

• Salz und schwarzer Pfeffer nach Geschmack

Wegbeschreibungen

1. In Ihre Fritteuse, kombinieren Sie Fenchel mit dem

Kreuzkümmel und den anderen Zutaten, werfen und kochen

Sie bei 360 Grad F für 20 Minuten.

2. Teilen Sie die Mischung zwischen den Tellern auf und

servieren Sie.

Luftfritteuse Gerösteter Rosenkohl

Portionen: 2

Kochzeit: 20 Minuten

Zutaten

• 1 Pfund Rosenkohl 1 1/2 Esslöffel Olivenöl

• 1/2 Teelöffel Salz

• 1/2 Teelöffel schwarzer Pfeffer

Wegbeschreibungen

Die Fritteuse bei 3750F vorheizen.

1. Legen Sie das Zubehör der Grillpfanne in die Luftfritteuse.

2. Den Rosenkohl in eine Rührschüssel geben und die restlichen Zutaten abwerfen.

3. Legen Sie den Rosenkohl auf die Grillpfanne und kochen Sie ihn 20 Minuten lang.

4. Geben Sie einen guten Shake, um den Rosenkohl sofort zu kochen.

ERNÄHRUNG: Kalorien: 189; Kohlenhydrate: 20.7g; Eiweiß: 7,7g; Fett: 10.8g

Einfach gegrillter Mais in der Luftfritteuse

Portionen: 4

Kochzeit: 20 Minuten

Zutaten

• 2 Ähren Mais

• Salz und Pfeffer nach Geschmack

• 2 Teelöffel Pflanzenöl

Wegbeschreibungen

1. Heizen Sie die Luftfritteuse bei 3750F vor.

2. Legen Sie das Zubehör der Grillpfanne in die Luftfritteuse.

3. Den Mais mit Salz und Pfeffer würzen. Mit Öl bürsten.

4. Auf die Grillpfanne legen und 20 Minuten kochen lassen,

um den Mais alle 5 Minuten gleichmäßig zu bräunen.

ERNÄHRUNG: Kalorien: 86; Kohlenhydrate: 14.6g; Eiweiß:2,5

g; Fett: 3.1g

Gegrillte Ananas und Paprika

Portionen: 2

Kochzeit: 10 Minuten

Zutaten

• 1 mittelgroße Ananas, geschält und in Scheiben geschnitten

• 1 rote Paprika, gesät und julienned

• 2 Teelöffel geschmolzene Butter

• 1 Teelöffel brauner Zucker

• Salz nach Geschmack

Wegbeschreibungen

1. Die Fritteuse bei 3900F vorheizen.

2. Legen Sie das Zubehör der Grillpfanne in die Luftfritteuse.

3. Mischen Sie alle Zutaten in einem Ziploc-Beutel und geben Sie einen guten Shake.

4. Auf die Grillpfanne geben und 10 Minuten kochen lassen, um sicherzustellen, dass Sie die Ananas alle 5 Minuten umdrehen.

ERNÄHRUNG: Kalorien:295; Kohlenhydrate: 57g; Eiweiß: 1g; Fett: 8g

Gegrillte Zwiebelkartoffeln

Portionen: 4

Kochzeit: 25 Minuten

Zutaten

•2 Pfund Baby rote Kartoffeln, geschrubbt und halbiert

•2 Esslöffel Olivenöl

•1 Zwiebelsuppenmischung zum Umhüllen

Wegbeschreibungen

1.Die Fritteuse bei 3900F vorheizen.

2.Legen Sie das Zubehör der Grillpfanne in die Luftfritteuse.

3.Mischen Sie alle Zutaten in einem Ziploc-Beutel und geben Sie einen guten Shake, um die Kartoffeln mit der Zwiebelsuppenmischung zu beschichten.

4.Auf die Grillpfanne geben und 20 bis 25 Minuten kochen

lassen.

5.Stellen Sie sicher, dass Sie die Kartoffeln alle 5 Minuten

umrühren, um gleichmäßig zu grillen.

ERNÄHRUNG: Kalorien: 218; Kohlenhydrate: 36.1g; Eiweiß:

4,2g; Fett: 7.1g

Gegrilltes Tiefkühlgemüse

Portionen: 4

Kochzeit: 35 Minuten

Zutaten

•2 Beutel Tiefkühlgemüsemischung Nachwahl

•1 Esslöffel Salz und Pfeffer nach Geschmack

•2 Esslöffel Kokosöl

•2 Esslöffel Balsamico-Essig

Wegbeschreibungen

1.Die Fritteuse bei 3900F vorheizen.

2.Legen Sie das Zubehör der Grillpfanne in die Luftfritteuse.

Das Gemüse mit Salz, Pfeffer, Öl,

3.und Balsamico-Essig.

4.Das Gemüse auf die Grillpfanne geben und 35 Minuten

kochen lassen.

5.Geben Sie der Grillpfanne einen guten Shake, um das

Gemüse gleichmäßig zu grillen.

ERNÄHRUNG: Kalorien: 160; Kohlenhydrate: 20,5 g; Eiweiß:

4,2g; Fett: 7.1g

Gegrillter Spargel-Rucola-Salat

Portionen: 4

Kochzeit: 15 Minuten

Zutaten

• 1 Pfund frischer Spargel, beschnitten 2 Esslöffel Olivenöl

• Salz und Pfeffer nach Geschmack

• 1/4 Tasse Olivenöl

• 2 Teelöffel Zitronenschale

• 3 Esslöffel Zitronensaft

• 3 Esslöffel Balsamico-Essig 4 Tassen Rucolablätter

• 1 Tasse Parmesan, gerieben

Wegbeschreibungen

• Die Fritteuse bei 3500F vorheizen.

• Legen Sie das Zubehör der Grillpfanne in die Luftfritteuse.

• In einem Ziploc-Beutel Spargel, Olivenöl, Salz und Pfeffer vermischen. Geben Sie einen guten Shake, um alles zu kombinieren. Auf die Grillpfanne geben und 15 Minuten kochen lassen.

- Bereiten Sie in der Zwischenzeit die Sauce zu, indem Sie Olivenöl, Zitrone, Schale, Zitronensaft und Balsamico-Essig mischen. Mit Salz und Pfeffer abschmecken. verwerfen.

- Den Salat zusammenstellen, indem Sie Spargel, Rucola und Parmesan mischen. Mit Sauce oben drizzen.

ERNÄHRUNG: Kalorien: 231; Kohlenhydrate: 14g; Eiweiß: 10g; Fett: 29g

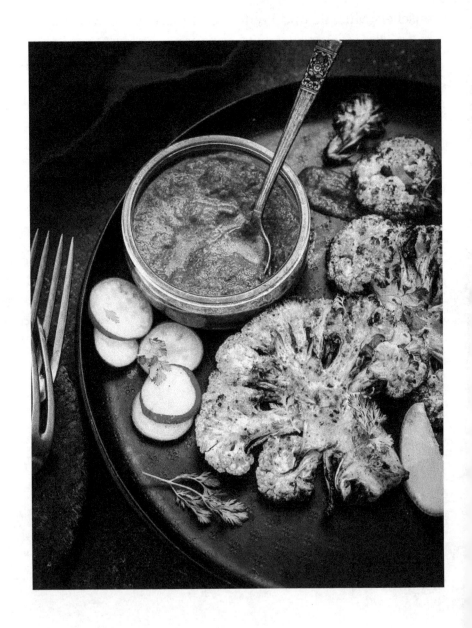

Air Fryer gegrillte Pilze

Portionen: 2

Kochzeit: 20 Minuten

Zutaten

• große Portobello-Pilze, in Scheiben geschnitten

• 1/2 Tasse italienische Vinaigrette

• 1/2 Teelöffel schwarzer Pfeffer 4 Auberginen, in Scheiben

geschnitten

• 4 Zwiebeln, in Scheiben geschnitten

• 2 gelbe Paprika, gesät und in Scheiben geschnitten 5 Unzen

zerkleinerter Mozzarella-Käse

Wegbeschreibungen

1Heizen Sie die Luftfritteuse bei 3500F vor.

2 Legen Sie das Zubehör der Grillpfanne in die Luftfritteuse.

3In einen Ziploc-Beutel legen Sie alle Zutaten, außer dem

Käse. Schütteln, um zu kombinieren.

4 Auf die Grillpfanne geben und 20 Minuten kochen lassen.

5Noch scharf, mit Mozzarella garnieren.

ERNÄHRUNG: Kalorien: 212; Kohlenhydrate: 23g; Eiweiß:

13g; Fett: 14g

Würziges Thai –Style Gemüse

Portionen: 4

Kochzeit: 15 Minuten

Zutaten

•1 1/2 Tassen verpackte Korianderblätter 8 Knoblauchzehen,

gehackt

•2 Esslöffel Fischsauce

•1 Esslöffel schwarzer Pfeffer

•1 Esslöffel Chili-Knoblauchsauce 1/3 Tasse Pflanzenöl

•2 Pfund Gemüse Ihrer Wahl, in Würfel geschnitten

Wegbeschreibungen

1Heizen Sie die Luftfritteuse bei 3500F vor.

2 Legen Sie das Zubehör der Grillpfanne in die Luftfritteuse.

3Alle Zutaten in eine Rührschüssel geben und alle Zutaten beschichten.

4 In die Grillpfanne geben und 15 Minuten kochen lassen.

ERNÄHRUNG: Kalorien: 340; Kohlenhydrate: 34.44g;

Eiweiß:8,8 g; Fett: 19.5g

Gegrilltes Gemüse mit rauchigem Senfsauce

Portionen: 5

Kochzeit: 15 Minuten

Zutaten

•2 mittelgroße Zucchini, in 1/2 Zoll dicke Scheiben geschnitten

•2 große gelbe Kürbisse, in 1/2 Zoll dicke Scheiben geschnitten

•1 große rote Paprika, in Scheiben geschnitten 3 Esslöffel Olivenöl

- 1 Teelöffel Salz

- 1 Teelöffel schwarzer Pfeffer

- 1/4 Tasse gelber Senf

- 1/4 Tasse Honig

- 2 Teelöffel geräucherter Paprika 2 Teelöffel kreolisches

Gewürz

Wegbeschreibungen

1Heizen Sie die Luftfritteuse bei 3500F vor.

2 Legen Sie das Zubehör der Grillpfanne in die Luftfritteuse.

3In einen Ziploc-Beutel geben Sie die Zucchini, kürbis, rote

Paprika, Olivenöl, Salz und Pfeffer.

4Gleiten Sie einen Shake, um alle Gemüsesorten zu würzen.

5 Auf die Grillpfanne legen und 15 Minuten kochen lassen.

6Bereiten Sie die Sauce vor, indem Sie Senf, Honig, Paprika

und kreolisches Gewürz kombinieren.

7Saison mit Salz nach Geschmack.

8Servieren Sie das Gemüse mit der Sauce. ERNÄHRUNG:

Kalorien: 164; Kohlenhydrate: 21,5 g; Eiweiß: 2,6g; Fett: 8.9g

Zucchini Caprese Rollups

Zubereitungszeit: 5 Minuten Kochzeit: 8 Minuten

Portionen: 8

Zutaten

• 1 Zucchini, längs dünn geschnitten

• 4 oz Mozzarella, in Scheiben geschnitten

• 1 Tomate, in Scheiben geschnitten

• 2 EL gehacktes frisches Basilikum

• 2 EL Olivenöl

Wegbeschreibungen

1.Heizen Sie Ihre Fritteuse auf 400 Grad F vor und bereiten Sie eine große Auflaufform mit

Folie.

2.Legen Sie die Zucchinischeiben auf eine saubere

Arbeitsfläche.

3.Legen Sie ein Stück Tomate, Käse und etwas Basilikum auf jede Zucchinischeibe und rollen Sie dann auf, um die Füllung zu umschließen.

4.Mit einem Zahnstocher sichern und dann die

Auberginenrollen auf die vorbereitete, mit Folie ausgekleidete

Auflaufform legen.

5.Mit dem Olivenöl beträufeln und in die Fritteuse geben, um

8 Minuten zu kochen. Die Zucchini sollte leicht braun sein

und der Käse geschmolzen sein. Warm servieren.

ERNÄHRUNG: Kalorien 61, Gesamtfett 3g, gesättigte

Fettsäuren 1g, Gesamtkohlenhydrate 5g, Nettokohlenhydrate

4g, Protein 3g, Zucker 3g, Ballaststoffe 1g, Natrium 90mg,

Kalium 178mg

Würzige Auberginen Rollups

Zubereitungszeit: 5 Minuten Kochzeit: 8 Minuten

Portionen: 8

Zutaten

• 1 Aubergine, längs dünn geschnitten

• 4 oz Parmesan, in Scheiben geschnitten

• 1 Tomate, in Scheiben geschnitten

• 2 EL gehacktes frisches Basilikum

• 2 EL Olivenöl

• 1 TL Cayennepfeffer

Wegbeschreibungen

1. Heizen Sie Ihre Fritteuse auf 400 Grad F vor und bereiten Sie eine große Auflaufform mit Folie zu.

2. Legen Sie die Auberginenscheiben auf eine saubere Arbeitsfläche.

3. Legen Sie ein Stück Tomate, Käse und etwas Basilikum auf jede Auberginenscheibe und rollen Sie dann auf, um die Füllung zu umschließen.

4.Mit einem Zahnstocher sichern und dann die Auberginenrollen auf die vorbereitete, mit Folie ausgekleidete Auflaufform legen.

5.Mit dem Olivenöl beträufeln, mit dem Cayenne bestreuen und in die Fritteuse geben, um 8 Minuten zu kochen. Die Aubergine sollte leicht braun sein und der Käse geschmolzen sein. Warm servieren.

ERNÄHRUNG: Kalorien 60, Gesamtfett 3g, gesättigte Fettsäuren 1g, Gesamtkohlenhydrate 4g, Nettokohlenhydrate 3g, Protein 3g, Zucker 2g, Ballaststoffe 1g, Natrium 90mg, Kalium 178mg

Auberginen Tahini Rollups

Zubereitungszeit: 5 Minuten Kochzeit: 8 Minuten

Portionen: 8

Zutaten

•1 Aubergine, längs dünn geschnitten

•4 oz Mozzarella, in Scheiben geschnitten

•1/4 Tasse Tahini-Paste

•2 EL gehacktes frisches Basilikum

•2 EL Olivenöl

Wegbeschreibungen

1.Heizen Sie Ihre Fritteuse auf 400 Grad F vor und bereiten Sie eine große Auflaufform mit Folie zu.

2.Legen Sie die Auberginenscheiben auf eine saubere Arbeitsfläche.

3.Tahini auf jeder Aubergine verteilen, dann mit einer Scheibe Käse und etwas Basilikum auf jeder Auberginenscheibe belegen und dann aufrollen, um die Füllung zu umschließen.

4.Mit einem Zahnstocher sichern und dann die

Auberginenrollen auf die vorbereitete, mit Folie ausgekleidete

Auflaufform legen.

5.Mit dem Olivenöl beträufeln und in die Fritteuse geben, um

8 Minuten zu kochen. Die Aubergine sollte leicht braun sein

und der Käse geschmolzen sein. Warm servieren.

ERNÄHRUNG: Kalorien 68, Gesamtfett 4g, gesättigte

Fettsäuren 2g, Gesamtkohlenhydrate 4g, Nettokohlenhydrate

3g, Protein 4g, Zucker 2g, Ballaststoffe 1g, Natrium 105 Mg,

Kalium 178mg

Zitrone Auberginen Rollups

Zubereitungszeit: 5 Minuten Kochzeit: 8 Minuten

Portionen: 8

Zutaten

• 1 Aubergine, längs dünn geschnitten

• 4 oz Mozzarella, in Scheiben geschnitten

• 2 EL gehacktes frisches Basilikum

• 2 EL Olivenöl

• 1 TL Zitronenschale

Wegbeschreibungen

1.Heizen Sie Ihre Fritteuse auf 400 Grad F vor und bereiten Sie eine große Auflaufform mit Folie zu.

2.Legen Sie die Auberginenscheiben auf eine saubere Arbeitsfläche.

3.Legen Sie ein Stück Tomate, Käse und etwas Basilikum auf jede Auberginenscheibe und rollen Sie dann auf, um die Füllung zu umschließen.

4.Mit einem Zahnstocher sichern und dann die

Auberginenrollen auf die mit Folie ausgekleidete Auflaufform

legen.

5.Mit dem Olivenöl beträufeln, mit der Zitronenschale

bestreuen und in die Fritteuse geben, um 8 Minuten zu

kochen. Die Aubergine sollte leicht braun sein und der Käse

geschmolzen sein. Warm servieren.

ERNÄHRUNG: Kalorien 60, Gesamtfett 3g, gesättigte

Fettsäuren 1g, Gesamtkohlenhydrate 4g, Nettokohlenhydrate

3g, Protein 3g, Zucker 2g, Ballaststoffe 1g, Natrium 90mg,

Kalium 178mg

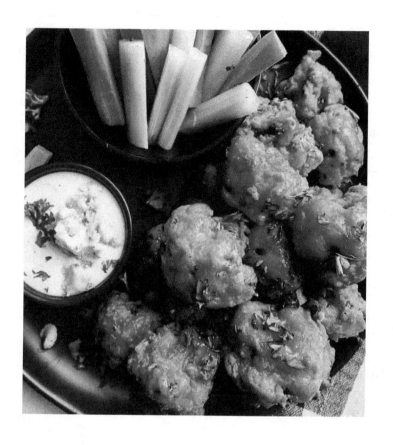

Keto Pizza

Zubereitungszeit: 20 Minuten Kochzeit: 20 Minuten Portionen:

3

Zutaten

• 1 Tasse Mandelmehl

• 1 Ei

• 3 EL Wasser

• 1 TL gehackter Knoblauch

• 1 EL frisch gehacktes Basilikum

• 4 EL frisch geriebener Parmesan

• 1/4 Tasse Keto-Tomatensauce

• 1/2 Tasse frisch gewürfelter Mozzarella

Wegbeschreibungen

1. Heizen Sie Ihre Fritteuse auf 375 Grad F vor und legen Sie

das Fritteusenblech oder die Backform mit Folie aus.

2. In einer mittelgroßen Schüssel mandelmehl und Wasser

vermischen.

3.Ei und Parmesan in die Schüssel geben und zu einem weichen Teig kneten.

4.Legen Sie den Teig auf das vorbereitete Tablett und drücken Sie in einen flachen Kreis, etwa 1/4 Zoll dick. Befeuchten Sie bei Bedarf Ihre Hände, um den Teig leichter nach unten drücken zu können.

5.Die Tomatensauce über den Teig verteilen und dann mit dem gehackten Knoblauch, frischem Basilikum und Mozzarella belegen.

6.In die vorgewärmte Fritteuse geben und 18 Minuten backen oder bis der Käse geschmolzen und sprudelt.

7.In Scheiben schneiden und servieren

ERNÄHRUNG: Kalorien 323, Gesamtfett 24g, gesättigte Fettsäuren 12g, Gesamtkohlenhydrate 11g, Nettokohlenhydrate 8g, Protein 14g, Zucker 6g, Ballaststoffe 3g, Natrium 342mg, Kalium 98g

Zubereitungszeit: 20 Minuten Kochzeit: 20 Minuten Portionen: 3

Extra Käse Pizza

Zutaten

- 1 Tasse Mandelmehl

- 1 Ei

- 3 EL Wasser

- 1 TL gehackter Knoblauch

- 1 EL frisch gehacktes Basilikum

- 4 EL frisch geriebener Parmesan

- 1/4 Tasse Keto-Tomatensauce

- 1/2 Tasse frisch gewürfelter Mozzarella

- 1/2 Tasse rasierter Parmesan

- 1/4 Tasse zerkleinerter Cheddar-Käse ANFAHRT

1.Heizen Sie Ihre Fritteuse auf 375 Grad F vor und legen Sie das Fritteusenblech oder die Backform mit Folie aus.

2.In einer mittelgroßen Schüssel mandelmehl und Wasser vermischen.

3.Ei und Parmesan in die Schüssel geben und zu einem weichen Teig kneten.

4.Legen Sie den Teig auf das vorbereitete Tablett und drücken Sie in einen flachen Kreis, etwa 1/4 Zoll dick. Befeuchten Sie bei Bedarf Ihre Hände, um den Teig leichter nach unten drücken zu können.

5.Die Tomatensauce über den Teig verteilen und dann mit dem gehackten Knoblauch, frischem Basilikum, rasiertem Parmesan, Cheddar und Mozzarella belegen.

6.In die vorgewärmte Fritteuse geben und 18 Minuten backen oder bis der Käse geschmolzen und sprudelt.

7.In Scheiben schneiden und servieren

ERNÄHRUNG: Kalorien 419, Gesamtfett 36g, gesättigte Fettsäuren 24g, Gesamtkohlenhydrate 13g, Nettokohlenhydrate 9g, Protein 19g, Zucker 8g, Ballaststoffe 4g, Natrium 452mg, Kalium 110g

Geröstete Kürbisgrütze

Zubereitungszeit: 20 Minuten Kochzeit: 23 Minuten Portionen:

4

Zutaten

• 1/2 Pfund gehackter Butternusskürbis

• 1 EL Gehackter Knoblauch

• 1 EL frisch gehackter Rosmarin

• 1/2 Tasse gehackte Walnüsse

• 2 EL Olivenöl

• 2 Tassen gehackte Blumenkohlröschen

• 1 Tasse schwere Sahne

• 1/2 Tasse Wasser

• 1 Tasse zerkleinerter Cheddar-Käse

• 2 EL Butter

• 1 TL Salz

• 1/4 TL gemahlener schwarzer Pfeffer

Wegbeschreibungen

1.Heizen Sie Ihre Fritteuse auf 400 Grad F vor und legen Sie

das Luftfritteusenblech oder die Backform mit Folie aus.

2.Legen Sie den Butternusskürbis, Knoblauch, Rosmarin,

Olivenöl und Walnüsse auf das Tablett und rühren Sie alles in

das Olivenöl.

3.Stellen Sie das Tablett in die Fritteuse und kochen Sie es 15

Minuten lang.

4.Während der Kürbis kocht, den Blumenkohl in einen Mixer

oder eine Küchenmaschine geben und pulsieren, bis der

Blumenkohl wie Reis ist.

5.Legen Sie den Blumenkohl zusammen mit dem Wasser in

einen Topf und kochen Sie bei mittlerer Hitze für 5 Minuten.

6.Fügen Sie die schwere Sahne hinzu und kochen Sie weitere 3

Minuten.

7.Käse, Butter, Salz und Pfeffer unterrühren und den Käse

schmelzen lassen.

8.Zwischen Schüsseln teilen und mit den gerösteten Pilzen

beschnen. Genießen Sie heiß!

ERNÄHRUNG: Kalorien 485, Gesamtfett 37g, gesättigte

Fettsäuren 8g, Gesamtkohlenhydrate 18g, Nettokohlenhydrate

12g, Protein 13g, Zucker 4g, Ballaststoffe 6g, Natrium 463mg,

Kalium 163g

Brokkoli und Grütze

Zubereitungszeit: 20 Minuten Kochzeit: 23 Minuten Portionen:

4

Zutaten

- 1/2 Pfund gehackte Brokkoliröschen

- 1 EL Gehackter Knoblauch

- 1 EL frisch gehackter Rosmarin

- 1/2 Tasse gehackte Pekannüsse

- 2 EL Olivenöl

- 2 Tassen gehackte Blumenkohlröschen

- 1 Tasse schwere Sahne

- 1/2 Tasse Wasser

•1 Tasse zerkleinerter Cheddar-Käse

•2 EL Butter

•1 TL Salz

•1/4 TL gemahlener schwarzer Pfeffer

Wegbeschreibungen

1.Heizen Sie Ihre Fritteuse auf 400 Grad F vor und legen Sie

das Luftfritteusenblech oder die Backform mit Folie aus.

2.Brokkoli, Knoblauch, Rosmarin, Olivenöl und Pekannüsse

auf das Tablett legen und alles in das Öl geben.

3.Stellen Sie das Tablett in die Fritteuse und kochen Sie es 15

Minuten lang.

4.Während der Brokkoli kocht, den Blumenkohl in einen

Mixer oder eine Küchenmaschine geben und pulsieren, bis der

Blumenkohl wie Reis ist.

5.Legen Sie den Blumenkohl zusammen mit dem Wasser in

einen Topf und kochen Sie bei mittlerer Hitze für 5 Minuten.

6.Fügen Sie die schwere Sahne hinzu und kochen Sie weitere 3

Minuten.

7.Käse, Butter, Salz und Pfeffer unterrühren und den Käse

schmelzen lassen.

8.Zwischen Schüsseln teilen und mit den gerösteten Pilzen

beschnen. Genießen Sie heiß!

ERNÄHRUNG: Kalorien 455, Gesamtfett 36g, gesättigte

Fettsäuren 8g, Gesamtkohlenhydrate 17g, Nettokohlenhydrate

11g, Protein 16g, Zucker 4g, Ballaststoffe 6g, Natrium 463mg,

Kalium 163g

Zitrone Auberginen Rollups

Zubereitungszeit: 5 Minuten Kochzeit: 8 Minuten

Portionen: 8

Zutaten

• 1 Aubergine, längs dünn geschnitten

• 4 oz Mozzarella, in Scheiben geschnitten

• 2 EL gehacktes frisches Basilikum

• 2 EL Olivenöl

• 1 TL Zitronenschale

Wegbeschreibungen

1. Heizen Sie Ihre Fritteuse auf 400 Grad F vor und bereiten Sie eine große Auflaufform mit Folie zu.

2. Legen Sie die Auberginenscheiben auf eine saubere Arbeitsfläche.

3. Legen Sie ein Stück Tomate, Käse und etwas Basilikum auf jede Auberginenscheibe und rollen Sie dann auf, um die Füllung zu umschließen.

4.Mit einem Zahnstocher sichern und dann die

Auberginenrollen auf die mit Folie ausgekleidete Auflaufform

legen.

5.Mit dem Olivenöl beträufeln, mit der Zitronenschale

bestreuen und in die Fritteuse geben, um 8 Minuten zu

kochen. Die Aubergine sollte leicht braun sein und der Käse

geschmolzen sein. Warm servieren.

ERNÄHRUNG: Kalorien 60, Gesamtfett 3g, gesättigte

Fettsäuren 1g, Gesamtkohlenhydrate 4g, Nettokohlenhydrate

3g, Protein 3g, Zucker 2g, Ballaststoffe 1g, Natrium 90mg,

Kalium 178mg

Tomaten-Lasagne

Zubereitungszeit: 5 Minuten Kochzeit: 15 Minuten Portionen:

1

Zutaten

•1/2 große Zucchini, dünn geschnitten

•1/2 Tasse geschnittene Kirschtomaten

•3 EL Keto-Marinara-Sauce

•2 EL Ricotta, Vollmilch

•1/4 Tasse frisch gehackter Mozzarella

Wegbeschreibungen

1.Heizen Sie Ihre Fritteuse auf 400 Grad F vor.

2.Holen Sie sich einen ofensicheren großen Ramekin oder Becher.

3.Legen Sie einige der Zucchinischeiben in den Boden der Tasse und geben Sie sie mit ein paar Tomatenscheiben ab.

4.Verteilen Sie etwa 1 Esslöffel Ricotta auf die Zucchini und Tomaten und geben Sie sie dann mit einem Esslöffel der Marinarasauce ab.

5.Schichte mehr Zucchini und Tomaten auf die Marinara und wiederhole den Schichtvorgang, bis du alle Zucchini, Tomaten, Ricotta und Marinara verwendet hast.

6.Top mit dem Mozzarella.

7.Legen Sie die Lasagne in den Ofen und backen Sie für 15 Minuten oder bis der Mozzarella geschmolzen und sprudelnd ist. Genießen Sie heiß

ERNÄHRUNG: Kalorien 345, Gesamtfett 24g, gesättigte Fettsäuren 15g, Gesamtkohlenhydrate 10g, Nettokohlenhydrate 8g, Protein 20g, Zucker 4g, Ballaststoffe 1g, Natrium 562mg, Kalium 248g

Würziger Eiersalat

Zubereitungszeit: 5 Minuten Kochzeit: 16 Minuten Portionen:

6

Zutaten

•6 EL Mayonnaise

•8 große Eier

•2 EL Apfelessig

•1 TL gemahlener schwarzer Pfeffer

•1 TL Salz

•1/4 TL Paprika

•1 TL Cayennepfeffer, gemahlen

Wegbeschreibungen

1.Heizen Sie Ihre Fritteuse auf 250 Grad F vor.

2.Legen Sie ein Drahtgestell in die Luftfritteuse und legen Sie

die Eier auf das Rack.

3.Kochen Sie für 16 Minuten, dann entfernen Sie die Eier und

legen Sie sie direkt in ein Eiswasserbad, um den Kochvorgang

abzukühlen und zu stoppen.

4.Die Eier schälen und in eine große Schüssel geben.

5.Die Eier mit einer Gabel zerdrücken.

6.Mayonnaise, Apfelessig, Pfeffer, Cayenne, Paprika und Salz

hinzufügen

ERNÄHRUNG: Kalorien 189, Gesamtfett 12g, gesättigte

Fettsäuren 6g, Gesamtkohlenhydrate 2g, Nettokohlenhydrate

1g, Protein 12g, Zucker 0g, Ballaststoffe 1g, Natrium 458mg,

Kalium 289g

Gerösteter Rosenkohlsalat

Zubereitungszeit: 7 Minuten Kochzeit: 15 Minuten Portionen:

4

Zutaten

• 1 Pfund Rosenkohl, in Viertel geschnitten

• 1 TL gehackter, frischer Rosmarin

• 1/4 Tasse Olivenöl

• 1 EL Apfelessig

• 2 EL Zitronensaft

• 1/2 TL Dijon-Senf

• 1/2 TL koscheres Salz

Wegbeschreibungen

1.Heizen Sie Ihre Fritteuse auf 450 Grad F vor und beschichten

Sie das Fritteuseblech oder die Backform mit Folie.

2.Den Rosenkohl mit dem Rosmarin und Olivenöl bewerfen

und auf das vorbereitete Tablett legen.

3.In der Fritteuse 15 Minuten anbraten.

4.Legen Sie die heißen, gerösteten Sprossen in eine große

Schüssel und fügen Sie die restlichen Zutaten hinzu, um ein

Dressing zu machen. Gut hinwarf und heiß oder kalt

servieren.

ERNÄHRUNG: Kalorien 157, Gesamtfett 14g, gesättigte

Fettsäuren 2g, Gesamtkohlenhydrate 9g, Nettokohlenhydrate

6g, Protein 3g, Zucker 2g, Ballaststoffe 3g, Natrium 27mg,

Kalium 509g

Gerösteter Brokkolisalat

Zubereitungszeit: 7 Minuten Kochzeit: 15 Minuten Portionen:

4

Zutaten

• 1 Pfund gehackte Brokkoliröschen

• 1 TL gehackter, frischer Rosmarin

• 1/4 Tasse Olivenöl

• 2 EL Balsamico-Essig

• 1/2 TL Dijon-Senf

• 1/2 TL koscheres Salz

Wegbeschreibungen

1.Heizen Sie Ihre Fritteuse auf 450 Grad F vor und beschichten

Sie das Fritteuseblech oder die Backform mit Folie.

2.Den gehackten Brokkoli mit dem Rosmarin und Olivenöl

geben und auf das vorbereitete Tablett legen.

3.In der Fritteuse 15 Minuten anbraten.

4.Legen Sie die heißen, gerösteten Sprossen in eine große

Schüssel und fügen Sie die restlichen Zutaten hinzu, um ein

Dressing zu machen. Gut hinwarf und heiß oder kalt servieren.

ERNÄHRUNG: Kalorien 197, Gesamtfett 22g, gesättigte Fettsäuren 6g, Gesamtkohlenhydrate 14g, Nettokohlenhydrate 7g, Protein 18g, Zucker 7g, Ballaststoffe 7g, Natrium 321mg, Kalium 578g

Asiatischer Brokkolisalat

Zubereitungszeit: 7 Minuten Kochzeit: 15 Minuten Portionen:

4

Zutaten

• 1 Pfund gehackte Brokkoliröschen

• 1/4 Tasse Olivenöl

• 2 EL Reisesnessig

• 2 EL Sojasauce

• 1/2 TL rote Chilipfefferflocken

• 1/2 TL koscheres Salz

Wegbeschreibungen

1.Heizen Sie Ihre Fritteuse auf 450 Grad F vor und beschichten

Sie das Fritteuseblech oder die Backform mit Folie.

2.Den gehackten Brokkoli mit dem Olivenöl geben und auf

das vorbereitete Tablett legen.

3.In der Fritteuse 15 Minuten anbraten.

4.Legen Sie die heißen, gerösteten Sprossen in eine große

Schüssel und fügen Sie die restlichen Zutaten hinzu, um ein

Dressing zu machen. Gut hinwarf und heiß oder kalt

servieren.

ERNÄHRUNG: Kalorien 208, Gesamtfett 17g, gesättigte

Fettsäuren 8g, Gesamtkohlenhydrate 15g, Nettokohlenhydrate

7g, Protein 18g, Zucker 9g, Ballaststoffe 8g, Natrium 378mg,

Kalium 578g

Herbst Brokkoli Salat

Zubereitungszeit: 7 Minuten Kochzeit: 15 Minuten Portionen:

4

Zutaten

•1 Pfund gehackte Brokkoliröschen

•1 TL gehackter, frischer Rosmarin

•1/4 TL getrockneter Salbei

•1/4 Tasse Olivenöl

•1 TL Ahornextrakt

•1/2 TL Dijon-Senf

•1/2 TL koscheres Salz

Wegbeschreibungen

1.Heizen Sie Ihre Fritteuse auf 450 Grad F vor und beschichten

Sie das Fritteuseblech oder die Backform mit Folie.

2.Den gehackten Brokkoli mit Rosmarin, Salbei und Olivenöl

geben und auf das vorbereitete Tablett legen.

3.In der Fritteuse 15 Minuten anbraten.

4.Legen Sie die heißen, gerösteten Sprossen in eine große

Schüssel und fügen Sie die restlichen Zutaten hinzu, um ein

Dressing zu machen. Gut hinwarf und heiß oder kalt

servieren.

ERNÄHRUNG: Kalorien 209, Gesamtfett 22g, gesättigte

Fettsäuren 6g, Gesamtkohlenhydrate 12g, Nettokohlenhydrate

7g, Protein 18g, Zucker 7g, Ballaststoffe 5g, Natrium 321mg,

Kalium 578g

Zucchini dünn geschnitten

Zubereitungszeit: 0-10 Minuten Kochzeit: 15-30 Minuten

Portionen: 6

Zutaten

• 600g Zucchini

• 1 Knoblauchzehe

• 100 ml Wasser

• 1 TL Olivenöl

• Petersiliengeschmack

• Salz nach Geschmack

• Pfeffer nach Geschmack

Wegbeschreibungen

1.Waschen und drehen Sie die Zucchini, trocknen Sie sie dann und schneiden Sie sie in Ringe. Das Öl und den geschälten Knoblauch in den Korb geben.

2.Stellen Sie die Temperatur auf 1500C ein.

3.Etwa 2 Minuten anbraten, dann den Knoblauch aus dem

Tank nehmen und die Zucchini mit dem Wasser gießen, mit

Salz und Pfeffer würzen und den Deckel schließen.

4.23 Minuten köcheln lassen. Am Ende des Kochens die

gehackte Petersilie, einen Spritzer Öl hinzufügen und

servieren.

ERNÄHRUNG: Kalorien 21 Fett 0,2g Kohlenhydrate 3,9g

Zucker 3,1gProtein 1,5g Cholesterin 0mg

Gefrorene Kartoffeln

Kochzeit: 15-30 Minuten Portionen: 8

Zutaten

• 1000 g Kartoffeln in Tiefkühlräumen

• Feines Salz nach Geschmack

Wegbeschreibungen

1. Kochen Sie für 30 Minuten bei 1600C.

2. Salzen und servieren

ERNÄHRUNG: Kalorien 18.2 Fett 0.0g Kohlenhydrate 4.1g

Protein 0.6g Cholesterin 0mg

Kartoffeln (ungeschält) und Joghurtsauce

Zubereitungszeit: 10 – 20 Minuten

Kochzeit: 30 – 45 Minuten

Portionen: 4

Zutaten

- 750 g frische Kartoffeln

- 1 Pfeffer

- 1 Zwiebel

- Salzgeschmack

- Basilikum in Leichtigkeit

- 50 g magerer Joghurt

- 50 g Mayonnaise

- 20 g Tomatensauce

- 1 Prise süßer Paprika

Wegbeschreibungen

1.Waschen Sie die Kartoffeln und lassen Sie sie 15 Minuten in

kaltem Wasser und Backpulver einweichen und dann gut mit

Wasser bürsten.

2.Schneiden Sie sie in Viertel und legen Sie sie in den zuvor

gefetteten Korb.

3.Stellen Sie die Luftfritteuse auf 1500C ein.

4.Kochen Sie die Kartoffeln für 15 Minuten und fügen Sie

dann den gehackten Pfeffer und die in Scheiben geschnittene

Zwiebel hinzu; Salz.

5.Kochen Sie weitere 15 Minuten und fügen Sie dann das

frische Basilikum hinzu, das aus dem Menü geschnitten

wurde.

6.Kochen Sie für weitere 15 Minuten.

7.Wenn Sie die Kartoffeln mit der Joghurtsauce begleiten

möchten, mischen Sie einfach alle Zutaten, bis Sie eine

cremige Sauce erhalten.

ERNÄHRUNG: Kalorien 49,1 Fett 2,5 g

Kohlenhydrate 2,4 g Zucker 1,7 g Eiweiß 4,1 g

Cholesterin 5,2 mg

Gefrorene neue Kartoffeln

Kochzeit: 30-45 Minuten Portionen: 8

Zutaten

• 1200 g gefrorene Neukartoffeln

• Feines Salz nach Geschmack

Wegbeschreibungen

1. Gießen Sie die Kartoffeln in den Korb.

2. Kochen Sie für 38 Minuten bei 1800C.

3. Salzen und servieren.

ERNÄHRUNG: Kalorien 89 Kohlenhydrate 19g Fett 0g Zucker

0g Protein 2g Cholesterin 0mg

CPSIA information can be obtained
at www.ICGtesting.com
Printed in the USA
BVHW051356050821
613734BV00003B/135

9 781803 750040